OBSERVATIONS SUR LA GANGRÈNE SÉNILE.

LA CROIX-ROUSSE. — TH. LÉPAGNEZ, IMPRIMEUR.

OBSERVATIONS ET REMARQUES

SUR LA

GANGRÈNE SÉNILE,

PAR

Le Dr E. Bouchet,

Médecin de l'hospice du Perron.

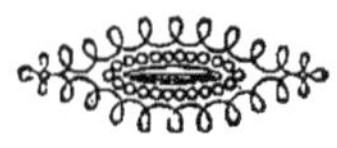

LYON.

CHARLES SAVY JEUNE, LIBRAIRE,

Quai des Célestins, 48.

—

1844.

OBSERVATIONS ET REMARQUES

SUR LA GANGRÈNE SÉNILE.

La question des gangrènes en général, et celle des gangrènes spontanées en particulier, n'a pas été, ce me semble, jusqu'ici traitée d'une manière aussi convenable que beaucoup d'autres points de pathologie chirurgicale. Après les articles spéciaux des compilations chirurgicales et des dictionnaires, nous n'avons guère sur ce sujet, que les notions que l'on trouve dans Percival Pott et dans l'ancien ouvrage de Quesnay.

On définit la gangrène, qu'elle soit circonscrite ou étendue, qu'elle siége sur une partie superficielle ou qu'elle envahisse la totalité d'un membre, la mortification de l'organe ou du tissu qu'elle affecte. La mortification est donc le fait primordial caractéristique de cette affection. Une partie gangrénée est morte, c'est de la matière inanimée, dans les molécules de laquelle ne se passent plus ces phénomènes du mouvement des fluides de composition, d'absorption, etc. qui constitue ce que l'on appelle la vie. Il importe d'insister sur ce fait primitif pour bien comprendre le mécanisme par lequel la gangrène s'établit, et celui qu'adopte la nature dans quelques cas pour en opérer la guérison.

Mais sur l'analyse d'un fait aussi simple, vient l'examen de tant d'éléments complexes, de tant de causes différentes, que la difficulté surgit, et que l'embarras commence. Du reste, mon intention n'étant que d'insister sur une gangrène d'un ordre particulier, sur celle qui survient dans les orteils, le plus souvent chez les vieillards, et que pour cette raison on a appelée gangrène sénile, je dois élaguer toutes les considérations qui se rapportent aux autres gangrènes, et qui sortiraient de mon sujet. Cependant je ne crois pas inutile de m'arrêter quelque peu sur les principales divisions et classifications des maladies gangréneuses.

Il est des gangrènes spontanées c'est-à-dire qui viennent tout-à-coup, succédant presque toujours à des causes internes spéciales : celle du seigle ergoté en est un exemple. C'est à cette classe que doivent se rapporter les gangrènes spontanées, dites séniles.

D'autres, au contraire, ne sont que la conséquence d'une cause appréciable dans ses effets; cause traumatique le plus ordinairement, qui détruisant les conditions normales de l'organisme, entraîne après elle les désordres auxquels succède la mortification de quelques parties : ce sont là les gangrènes par cause externe. Dans cette classe rentrent celles qui suivent les inflammations violentes où il y a étranglement et suffocation, suivant l'expression des anciens auteurs; celles qui viennent à la suite des plaies d'armes à feu, de la ligature ou de la destruction du principal tronc artériel ou nerveux d'un membre, les brûlures, la congélation.

On peut établir encore une classe intermédiaire qui se rattache cependant à la première, c'est celle des inflammations de nature gangréneuse, qui frappent de mortification le tissu qu'elles affectent, comme l'anthrax et la pustule maligne. J'admets volontiers cette division, non pas qu'elle soit irréprochable ; il peut, au contraire, y avoir quelque confusion pour l'application exacte des causes et des effets, mais au moins par cette méthode dichotomique on reste fidèle à la grande division de la pathologie en interne et externe.

Je viens d'avancer que la gangrène sénile est dans la classe des gangrènes par cause interne. Cela semblerait impliquer contradiction, puisqu'elle a été toujours considérée comme étant du domaine chirurgical ; mais il faut noter que c'est seulement à cause des opérations qu'elle rend nécessaires dans la plupart des cas.

Voici donc mon sujet circonscrit ; j'en viens maintenant à examiner ce qu'est la gangrène spontanée sénile, et pour procéder par l'analyse des phénomènes qu'elle présente, je commence par rapporter les faits qui m'ont suggéré l'idée de ce travail ; ce n'est point sur les phénomènes symptomatiques que je veux insister, c'est sur le mode d'action des causes que je regarde comme productrices.

PREMIÈRE OBSERVATION.

Jean-Baptiste Patury, âgé de 55 ans, passablement musclé, tempérament sanguin, était couché au n° 4 de la salle Saint-Louis, au 1er décembre 1838 ; il était venu à l'hôpital le 22 novembre pour une douleur siégeant dans le pied, et accompagnée d'une légère ulcération, qui datait déjà de quelque temps. Le 3 décembre, au pansement du matin, on s'aperçut d'une couleur rouge livide de l'orteil du côté droit, avec l'odeur aigre et nauséabonde qui accompagne la gangrène; en deux jours elle fit des progrès, le malade se plaignant de douleurs aiguës avec un vif sentiment de picotement et de fourmillement dans le pied, les deux orteils devinrent noirs et insensibles.

En remontant aux renseignements antérieurs, j'appris que ce malade travaillait aux routes, exposé à avoir souvent les pieds dans l'eau et la boue; déjà au mois d'août précédent, par conséquent trois mois avant, le malade avait ressenti dans le pied un engourdissement assez fort pour l'empêcher d'aller travailler à la moisson. Un médecin consulté lui fit appliquer des sangsues.

L'état général du malade est satisfaisant; l'opium à la dose de 6 grains par jour et ensuite à 10; les cataplasmes locaux arrosés avec l'eau-de-vie camphrée et le laudanum lui procurent du soulagement; il repose la nuit sans aucun symptôme de narcotisme, la langue est humide, l'appétit se soutient, seulement tout le système artériel semble faible, les pulsations de la radiale peuvent à peine se sentir; elles sont imperceptibles dans le creux poplité, mais point de cordon dur dans ce point; la pression y détermine quelques douleurs, sans doute à cause du nerf. Le membre du côté affecté est plus froid que l'autre, mais sans engorgement; le dos du pied seul est un peu rouge livide et présente un léger empâtement.

Le 7 décembre un gros cordonnet de charpie de la longueur de trois pouces à peu près, trempé dans la dissolution de potasse à l'alcool, est appliqué autour du gros orteil, à sa base, le malade ne perçoit qu'une douleur très-faible. Cette cautérisation potentielle fait diminuer le léger empâtement du pied; la gangrène ne fait point de progrès sensibles. L'état général continue d'être satisfaisant. Seulement quelquefois la langue est sèche le matin.

Le 15, la gangrène qui semblait s'être arrêtée pendant quelque temps, augmente et s'étend sur le dos du pied, le malade accuse de vives douleurs dans le membre; 16 grains d'opium brut dans les 24 heures ne lui causent qu'un peu d'assoupissement et d'embarras dans la parole; il dit souffrir beaucoup. Le 21 à 8 heures du matin, mort sans agonie.

NÉCROPSIE 24 HEURES APRÈS LA MORT.

Je tentai d'abord de pousser une injection partielle par l'artère crurale; malgré tous les soins, l'injection quoiqu'elle ait été cependant rendue très-pénétrante avec l'essence de térébenthine, ne put jamais pénétrer au-delà de quatre à cinq pouces au-dessous.

Le tube artériel, depuis le passage de l'artère dans l'anneau des adducteurs, était raboteux intérieurement, parsemé de plaques crétacées; la membrane interne était évidemment altérée, et dans un état d'inflammation chronique qui avait déterminé la formation des plaques crétacées. Le tube artériel des artères tibiales antérieures et postérieures, était encore ouvert et béant; mais au bas de la jambe et dans la région plantaire, il avait beaucoup diminué de calibre, presque filiforme, resserré, n'étant plus extensible, et probablement non perméable au sang. Un peu plus loin, il était complètement oblitéré; le pied était sec et presque momifié. Un état analogue, mais beaucoup moins marqué, existait dans l'arbre artériel du bras, où les pulsations de la radiale étaient si faibles; le cœur ni l'aorte ne présentaient rien d'anormal, le corps conservé pour les études anatomiques s'infiltra assez rapidement.

Ce cas semble être un exemple bien caractérisé d'artérite chronique de la membrane interne, amenant à la fois formation de caillots, oblitération de l'artère et plaques crétacées. Je rapprocherai de cette observation, la substance d'une autre, que j'ai observée dans le printemps de 1839.

DEUXIÈME OBSERVATION.

Un ancien militaire, garde champêtre dans le département de l'Ain, commença à ressentir, pendant les nombreuses marches qu'il était obligé de faire, des douleurs dans les pieds, avec un sentiment de froid; cela dura quelque temps, et il vint à l'hôpital quand l'orteil fut rouge, livide et très-douloureux; il n'y resta que quelques jours, et sortit lorsqu'il fut un peu soulagé par les cataplasmes, mais il revint bien vite au bout de peu de temps, et fut alors placé dans mon service. La maladie avait augmenté, et avait frappé les deux orteils suivants.

Un moment je crus pouvoir espérer la guérison. Les escharres qui étaient sèches et noirâtres, s'étaient bornées; il y avait production de bourgeons charnus de bonne nature, suppuration très peu abondante, mais de nouveau la plaie prit une tournure fâcheuse; les accidents généraux d'adynamie se manifestèrent, et le malade mourut au bout d'un mois et demi.

La nécropsie montra les artères tibiales, la postérieure et surtout l'antérieure, altérées, et chose digne de remarque, c'était sur le dos du pied que les escharres s'étaient étendues; la membrane interne était rouge, et dans plusieurs points des caillots obstruaient son calibre; très peu de plaques d'ossification; quelques points indurés seulement dans les tuniques; chez ce malade, dans la poplitée, les pulsations étaient perceptibles.

TROISIÈME OBSERVATION.

Catherine Guillermin, âgée de 61 ans, cabaretière, femme corpulente, les chairs grasses et molles, tempérament peu sanguin, grosse mangeuse, mariée, ayant eu six enfants qu'elle a nourris, entra à la salle Saint-Paul, au n° 42, le 23 octobre 1838.

Elle présentait une teinte livide rouge-bleuâtre de tous les téguments du pied et de la jambe, à peu près jusqu'à la partie moyenne; dans plusieurs endroits l'épiderme était soulevé, contenant une sérosité roussâtre à la base du gros orteil; à sa partie interne, il y avait une eschare noirâtre de la largeur d'une pièce de vingt sous, et une autre moindre sur la face antérieure de la jambe. La jambe exhale une odeur *sui generis*, aigre, fétide et nauséabonde tout à la fois.

Les fonctions ne sont que peu altérées, la langue est un peu sèche, la soif assez vive, le pouls vite mais peu fort, point de toux ni de céphalalgie, constipation depuis plusieurs jours, appétit nul.

L'exploration dans le creux du jarret fait sentir un

cordon dur et rond de quatre à cinq pouces, se prolongeant en bas vers la jambe jusques vers l'arcade musculaire et aponévrotique, formée par le soléaire, point de pulsations véritables, seulement une sorte de frémissement ondulatoire assez obscur; au tact, la sensation était analogue à celle qu'on éprouve en mettant les doigts dans le creux poplité, pour s'assurer, après une injection cadavérique, si l'artère est gonflée; le pouls est perceptible dans la fémorale jusqu'à l'arcade des adducteurs.

Depuis quatre à cinq ans la malade éprouvait dans les pieds des fourmillements analogues à ceux de la crampe, et un froid assez vif, bien qu'il ne fut pas perceptible au tact; il y avait aussi depuis près de dix ans une douleur qu'elle rapportait au jarret, et qui augmentait par les mouvements de flexion et d'extension, quand il fallait se lever ou marcher. Dans les renseignements antérieurs, on trouve encore des palpitations de cœur irrégulières; du reste, la santé avait toujours été satisfaisante; il y avait eu, il y a un an, une eschare sous l'ongle, large comme une pièce de dix sous, mais la plaie se cicatrisa.

Au commencement d'octobre 1838, il y eut des douleurs vives dans les orteils, et enfin le 12 au soir, en ôtant son bas, la malade s'aperçut d'une petite adhérence, et en le détachant enleva la petite eschare de la base de l'orteil. Pendant dix jours la malade resta chez elle souffrante, enfin elle se fit transporter à l'hôpital, où l'on constata l'état ci-dessus mentionné. On couvrit d'abord le pied avec des compresses de vin aromatique et d'eau-de-vie camphrée, ensuite on entoura la partie avec un vaste cataplasme laudanisé et arrosé d'eau-de-vie camphrée. Le 25, quarante sangsues furent appliquées autour de l'articulation du genou ; le 26, vingt nouvelles sangsues dans le creux poplité.

Le 27, légère amélioration, une ligne de démarcation des parties livides tracée avec le nitrate d'argent deux jours avant n'est pas dépassée. L'état général et moral de la malade est satisfaisant, elle a reposé la nuit, la douleur revêt un caractère de chaleur qu'elle n'avait pas auparavant.

Le 30, de nouvelles phlyctènes apparaissent à la partie moyenne de la jambe; la malade prend de la somnolence et dit souffrir moins, la suppuration est de mauvaise nature, elle a une odeur d'œufs pourris très-prononcée. Le 5 novembre, mort pendant la nuit sans plainte, dans l'affaissement et la somnolence.

NÉCROPSIE 36 HEURES APRÈS LA MORT.

Fluctuation dans le membre inférieur gauche jusqu'au mollet; le tissu cellulaire sous-cutané épais de 8 à 10 lignes, est dur et lardacé ; les muscles de la jambe infiltrés de pus et en partie disséqués à la région plantaire, même état; les veines augmentées de calibre, d'un rouge brunâtre étaient épaissies et pleines de caillots noirs.

Le cœur n'avait rien d'anormal, si ce n'est un noyeau d'induration dans l'épaisseur de la valvule mitrale ; l'aorte était saine, non indurée, au moins d'une manière évidente jusqu'aux iliaques ; la fémorale présentait des plaques d'ossification assez espacées et n'occupant pas toute la circonférence du vaisseau ; dans plusieurs points les plaques faisaient saillie à l'intérieur, à travers la membrane interne rompue, pas de notable diminution dans sa capacité; la poplitée présentait les mêmes altérations ainsi que la tibiale postérieure; mais ici les plaques étaient plus rapprochées et le calibre diminuait de beaucoup. Vers la division en péronière et tibiale, oblitération et ossification complète, point de perméabilité, des caillots blancs, fibrineux, effilés se trouvaient dans la fémorale; dans la poplitée, on en rencontra un arrondi, fort dense, et qui arrêta l'instrument avec lequel on fendait le vaisseau; il se détacha pourtant assez facilement, quoiqu'il remplît exactement la cavité du vaisseau, au point de rendre presque impossible le passage du sang.

Les détails de cette nécropsie sont dus à mon ancien collègue, M. Joly, qui me succéda dans le service de Saint-Paul.

QUATRIÈME OBSERVATION.

M. B., homme riche et estimable, est âgé de 72 ans, c'est un vieillard robuste encore, sa santé a toujours été bonne; il avait cependant une tendance à l'apoplexie et aux congestions cérébrales, favorisée par son goût pour la table; mais des évacuations sanguines modérées ont rétabli l'équilibre dans sa constitution. Il avait été opéré par Boyer, pour une végétation de mauvaise nature de l'aponévrose jambière. D'une autre part, il a eu des douleurs de goutte dans les gros orteils, mais cependant point d'attaques bien prononcées.

Dans le mois de janvier 1839, sans cause connue,

car il n'attribuait son mal qu'à la pression d'une chaussure un peu étroite, il ressentit tout-à-coup une douleur assez vive sur la face interne du gros orteil du côté droit ; une vésicule se forma pleine de sérosité, le pied s'infiltra un peu, parce que le malade inattentif à son état continua de marcher. L'orteil devint le siége d'une rougeur livide et érysipélateuse, une eschare blanchâtre d'abord, puis noirâtre se forma sous la vésicule, sa surface égalait à peu près une pièce de quarante sous. La douleur l'engagea alors à faire appeler mon père. Des cataplasmes chauds et résolutifs furent appliqués, ils eurent pour effet d'abord d'atténuer la douleur, l'eschare gangréneuse se borna petit à petit, le cercle inflammatoire la circonscrivit, la détacha, et au bout de 50 jours la cicatrisation était en train de se compléter, et à ce pied elle s'acheva même ensuite, lorsque de nouveaux accidents survinrent.

A l'orteil de l'autre pied, dans le point correspondant, il se fit sentir une légère douleur, et une eschare semblable, mais un peu plus petite se manifesta. Les mêmes soins furent employés ; il y eut d'abord un commencement d'amélioration pendant quelques jours, le malade était plein d'une espérance que nous étions loin de partager, et en effet l'orteil tout entier fut atteint. L'eschare gangréneuse n'était point humide, mais les parties environnantes sécrétaient beaucoup de pus comme dans l'observation précédente ; le malade s'affaiblit, prit la vie en dégoût. Pour faciliter les pansements, l'ablation de l'orteil fut pratiquée, mais les accidents généraux d'adynamie se manifestèrent, et le malade succomba à cette seconde jetée gangréneuse et goutteuse, quatre mois à peu près après l'apparition des premiers accidents.

La nécropsie ne put pas être faite, mais d'après l'analogie des symptômes avec la troisième observation, il est probable que les altérations anatomiques devaient être les mêmes.

Nous devons remarquer que les malades de ces observations se sont tous plaints de douleurs assez vives, lancinantes, accompagnées de fourmillements, de picotements avec sensation de froid, et cela longtemps avant d'être atteints, mais principalement chez ceux en qui nous avons reconnu à l'autopsie des ossifications. Ces symptômes ont parfois disparu sans laisser de traces; or, ils sont à peu de chose près les mêmes que ceux qu'accusent les individus qui ont perdu des orteils par suite de la congélation, et ceux qu'un froid vif fait éprouver. Il faut donc rapporter ces symptômes aux sensations insolites que font éprouver les nerfs d'une partie aussitôt que le sang artériel n'y arrive plus qu'imparfaitement.

C'est vraiment là une précaution sage de la nature, car nous voyons que cette douleur même devient un excitant qui engage le cœur à redoubler d'action pour rétablir l'équilibre par l'afflux des liquides : *Ubi stimulus ubi fluxus,* a dit le père de la médecine.

Pourquoi donc la circulation ne se rétablit-elle pas dans les cas de gangrène sénile? L'anatomie pathologique prouve justement à cet égard les conditions mécaniques qui s'y opposent et qui résident soit dans l'ossification des artères, soit dans leur inflammation même; inflammation dont l'effet est d'oblitérer le calibre de l'artère, en favorisant la production et la fixation des caillots dans son intérieur. Ces deux conditions se trouvent même quelquefois réunies.

Ces faits sont connus à la vérité, cependant je ne vois pas qu'on y ait attaché toute l'importance qu'ils me semblent mériter, surtout pour le traitement, et qu'on ait fait la distinction des cas où il y a dans les artères l'une ou l'autre de ces deux conditions, dont l'effet au reste est à peu près le même ; celui de favoriser l'oblitération de l'artère par caillots sanguins. Il faut pourtant établir que l'ossification de la membrane moyenne, s'il n'y a pas d'altérations de l'interne, n'arrête pas la circulation. Mon père avait observé le fait d'un individu chez lequel on constatait une ossification complète de la radiale ; dans le point ossifié, les pulsations étaient imperceptibles, mais plus bas, dans la paume de la main et le pouce, on pouvait les sentir. Tous les jours on trouve des ossifications même assez complètes dans les artères des vieillards sans qu'il y ait eu gangrène.

Ainsi le sang peut circuler même à travers un tube inerte, et cela par la seule force de contraction du cœur, à la condition qu'il n'y a pas d'obstacles mécaniques dans l'intérieur du tube artériel. Il peut également circuler dans une artère enflammée, s'il n'y a pas production de caillots qui deviennent permanents, en trouvant pour adhérer des franges pendantes de la membrane interne, analogues à celles que produit l'exsudation des séreuses enflammées.

La gangrène sénile spontanée qui dépend de l'ossification et de l'oblitération des petites artérioles, (j'ai avancé qu'heureusement cette dernière condition n'était pas une conséquence forcée de la première) est presque toujours incurable. Il faut attendre patiemment qu'elle se borne, c'est-à-dire que la séparation du point où la circulation se fait encore, d'avec celui où elle ne se fait plus, se soit effectuée. Dans les cas de cette nature, le traitement interne est le plus essentiel, le traitement local n'ayant plus la même importance; c'est le contraire dans la gangrène spontanée par artérite.

Pour le diagnostic différentiel, les antécédents et l'examen direct de la constitution seront d'un grand secours. Ainsi il faut noter que cette gangrène par ossification est spécialement celle des gens riches ; Jean Roi l'avait déjà reconnu et établi dans son mémoire. On sait par l'histoire que c'est cette maladie qui fit périr Louis XIV. On pourrait aussi l'appeler la gangrène goutteuse, car la goutte n'est point indifférente à sa production. Pour appuyer cette proposition, je me fonde sur la facilité des rétrocessions de la goutte, dont l'action peut se porter sur tous les organes, et par conséquent sur les artères; sur ce que les ossifications de ces vaisseaux se rencontrent surtout chez les gens qui par suite de la bonne chère ont introduit dans leur économie une grande quantité de matériaux salins, spécialement l'urate et le phosphate de chaux. C'est pour cette raison qu'il serait important d'examiner les urines des malades et les troubles antérieurs des fonctions du rein. Enfin un dernier argument, c'est que les gens qui sont atteints de cette variété de gangrène ont toujours accusé préliminairement, et longtemps avant l'invasion de la maladie, de vives douleurs dans les orteils, douleurs qui existent également comme prodromes des attaques et des jetées de goutte.

Malheureusement dans cette fâcheuse affection, le traitement est rarement suivi de succès; le malade ne guérit que si les ossifications ne sont ni complètes, ni étendues, et permettent à la gangrène de se borner, avant que les symptômes généraux d'adynamie et de gastro-entérite se soient manifestés. Cependant, je pense que les moyens qui dans ces cas pourraient avoir quelque efficacité, seraient les toniques diffusibles, combinés avec de légers diurétiques, et l'usage de l'opium à l'intérieur, à doses assez élevées, suivant la méthode de Pott. Il agit alors comme excitant la circulation capillaire, et très-peu comme narcotiqne. Pour le traitement local, il faut employer les excitants et les antiseptiques, sous forme de cataplasmes ; la cautérisation potentielle ou actuelle en produisant une inflammation locale et augmentant l'action des vaisseaux capillaires peut ramener un peu de circulation dans la partie ; quant à l'ablation des parties affectées dans le mort, on peut la faire sans inconvénient pour faciliter les pansements ; mais pour régulariser la plaie dans les cas heureux, il faut, suivant le précepte des auteurs, attendre que la gangrène soit bornée.

Nous avons maintenant la gangrène spontanée des extrémités, par artérite ou inflammation de l'artère, entraînant avec elle formation de caillots et oblitération.

On a nié pendant longtemps la possibilité de l'inflammation d'un tube artériel, et l'on se fondait surtout sur ce fait établi par Bichat, qu'une artère traverse souvent des parties enflammées ou en suppuration, sans prendre part aux désordres morbides ; cependant on sait qu'il n'est pas rare de voir des ulcérations de la fémorale survenir et entretenir de graves hémorrhagies à la suite des bubons ulcérés.

Bichat, le premier, dans son *Traité des membranes* et dans son *Anatomie*, établissant l'analogie de la membrane interne avec les séreuses, conduisit à admettre l'inflammation isolée de cette tunique. Qu'est-ce, en effet, que l'endocardite, sinon une inflammation de cette membrane dans le cœur? Depuis, quelques faits d'anatomie pathologique, quoique rares, sont venus prouver jusqu'à l'évidence cette inflammation de la tunique interne; par exemple, il a été généralement avancé aujourd'hui par les auteurs qui se sont occupés de cette question, que l'ergotisme gangréneux était le résultat d'une artérite capillaire et de la coagulation du sang. Je vais citer ici une observation importante d'artérite, que mon ami et collègue le docteur Devay a recueillie, et qu'il a bien voulu me communiquer.

CINQUIÈME OBSERVATION.

Marguerite Varennes, âgée de 51 ans, constitution lymphatique et délicate, entra le 18 décembre 1837 dans la salle Saint-Paul. Il y avait chez elle faiblesse extrême, face terreuse indiquant de graves souffrances; toute la main gauche ainsi que l'avant bras jusqu'à son tiers supérieur, étaient sphacelés; la gangrène avait les caractères d'une gangrène sèche: coloration brunâtre à partir des doigts fléchis jusqu'au tiers supérieur de l'avant-bras, teinte bleuâtre qui se perd en nuances de moins en moins marquées; toutes les parties semblent racornies comme dans celle produite par le seigle ergoté; point de phlyctènes, les parties sont froides et l'abaissement de la température se fait remarquer jusques dans le creux de l'aisselle, où l'on ne peut point percevoir de battements dans l'axillaire.

Le mari de cette femme raconta qu'elle n'avait jamais été malade avant l'été de 1836 ; à cette époque elle contracta une dyssenterie sous l'influence de chagrins ; six mois après elle éprouva une faiblesse à la main et au bras gauches, faiblesse telle, qu'elle laissait tomber involontairement tous les objets qu'elle tenait, en même temps des douleurs aiguës survinrent. Un médecin fit administrer des bains de vapeur, puis au commencement de décembre les doigts se couvrirent de taches rougeâtres qui prirent bientôt une teinte noire, et en douze jours la main et l'avant-bras furent sphacelés.

Prescription : Quina à l'intérieur, cataplasmes excitants.

Le lendemain, 19, douleurs excessives à l'endroit où la gangrène paraît vouloir se limiter, au tiers superieur du bras ; pouls de plus en plus faible et dépressible, sueur visqueuse et froide, froid cadavérique du bras et même de l'épaule.

Jusqu'au 20 décembre, jour de la mort, la gangrène resta stationnaire, sans phlyctènes et sans odeur fétide bien prononcée.

NÉCROPSIE FAITE AVEC LE DOCTEUR COLRAT, 24 HEURES APRÈS LA MORT.

Tête. — Rien de notable.

Poitrine. — Poumons farcis de tubercules, ventricules du cœur distendus par un sang noir et à demi fluide.

L'aorte est saine dans toute son étendue ainsi que les branches qui en émanent.

L'altération commence à la sous-clavière gauche, et augmente graduellement.

Au bras, la dissection s'opère difficilement; adhérence des parties, artères, veines et nerfs qui ne forment qu'un seul faisceau.

La face interne des artères frappe par la rougeur pourpre qu'elles présentent, rougeur qui augmente encore d'intensité à mesure que l'on avance; à partir de la sous-clavière des caillots organisés dans différents points occupent tout le calibre des vaisseaux entre la sous-clavière et l'axillaire, un entre autres, est tellement adhérent, qu'on ne peut l'enlever qu'en éraillant la membrane interne. Une macération de trois jours n'a pu faire disparaître la coloration des artères; la radiale et la cubitale sont obstruées par des caillots, mais ceux-ci peuvent s'enlever.

Les vaisseaux artériels du membre sain ne présentent rien de particulier, si ce n'est qu'ils contiennent un sang fluide et noir.

Les parties molles sont réduites à une sorte de détritus pulpeux, analogue aux polypes muqueux.

Ce fait est concluant, l'inflammation est constatée, et à sa suite l'organisation des caillots, l'oblitération du tube artériel et la gangrène comme conséquence; mais là tout était à l'état aigu.

On trouve dans le cinquième volume des *Communications de l'hôpital de Dublin*, par Graves et Stock, l'observation d'un nommé Patrick Magrath, jeune sujet, intitulée artérite, gangrène et paralysie de l'extrémité inférieure droite, provenant d'une maladie de l'artère iliaque interne et de la fémorale.

Un autre fait, moins concluant sans doute, puisqu'il n'y a pas eu anatomie pathologique, mais bien guérison momentanée, est tiré de la pratique de mon père, le voici :

SIXIÈME OBSERVATION.

Un M. D***, du Bois-d'Oingt, homme d'une cinquantaine d'années à peu près, d'une bonne constitution, sobre, vint se mettre entre les mains de mon père pendant l'hiver de 1831. Il éprouvait des douleurs vives dans la jambe et les orteils, avec sensation de froid. Mon père diagnostiqua une artérite chronique de la fémorale, depuis sa sortie de l'arcade crurale jusqu'à son passage dans le canal des adducteurs ; il tint à me faire examiner le malade, quoique je n'eusse alors qu'un an d'études médicales, me disant que c'était une maladie assez rare et importante à constater ; il me fit toucher un cordon dur, sans pulsations, légèrement douloureux, occupant le trajet de l'artère ; la veine saphène par la compression se gonflait à peine, il était facile de constater qu'il existait là un grand embarras dans la circulation.

On ordonna le repos absolu au lit ; le membre fut enveloppé de sachets chauds, et plusieurs applications de sangsues furent faites successivement sur le trajet douloureux ; les douleurs diminuèrent, les fourmillements et les picotements dans la jambe et les orteils cessèrent en partie ; la veine se gonfla davantage, le malade était dans un état satisfaisant, il retourna dans son pays ; mais nous apprîmes qu'il avait succombé quelques mois après à la suite d'une gangrène du membre du même côté, qui se manifesta probablement par recrudescence de l'artérite.

Cette observation nous montrerait la possibilité de guérir l'artérite lorsque la gangrène est seulement sous le point d'imminence, et s'il n'y a pas d'altération désorganisatrice du tube artériel.

L'observation suivante tirée de la pratique de Broussais, que l'on trouve insérée dans un mémoire de Sarlandière sur la circulation capillaire, ne serait-elle pas un cas d'artérite chronique ; je la rapporte textuellement pour qu'on en puisse juger.

SEPTIÈME OBSERVATION.

Louis Cateau, âgé de 36 ans, d'un tempérament sec, peu musclé, taille ordinaire, fut soumis à l'observation dès le 16 mars 1818. Depuis un mois il éprouvait des vertiges qui l'obligeaient de s'appuyer pour ne pas tomber ; point de souffrances dans l'état de repos, mais la moindre impression ou le moindre mouvement déterminaient des douleurs ou des défaillances.

Les artères radiales n'offraient point de pouls, quoiqu'on sentît leur calibre ; une espèce de cercle cartilagineux semblait entourer la carotide gauche à sa sortie de dessous de la clavicule; les battements de cette artère devenaient de jour en jour moins sensibles, enfin les pulsations cessèrent totalement au bout de trois mois. Malgré cela le malade se levait tous les jours, il mangeait les trois quarts, et les fonctions s'accomplissaient quoique lentement ; il devint presque toujours assoupi, on le trouva mort dans son lit le 4 août.

Les artères du cadavre furent injectées ; toutes celles qui partaient de la crosse de l'aorte pour se rendre aux parties supérieures, étaient oblitérées par une excroissance ressemblant aux caillots organisés qu'on rencontre dans le bout des artères après l'amputation; à un pouce au dessus de l'oblitération les artères étaient resserrées sur elles-mêmes; un stylet extrêmement fin pouvait être introduit dans la carotide gauche, mais les embouchures des autres artères étaient entièrement fermées, l'aorte était anévrismée, les membres supérieurs, le cou et la face étaient très-maigres, quoique les muscles ne fussent pas très-amincis et eussent conservé leur couleur rouge.

Sarlandière se sert de ce fait uniquement pour prouver que le sang peut être porté dans des tissus fort éloignés sans le secours des gros troncs, quoique avec plus de gêne et de difficulté.

Cela est vrai, et c'est sans doute pour cette raison qu'il n'y a pas eu gangrène; une quantité de sang, quoique minime, arrivant aux capillaires, a suffi pour empêcher la gangrène, qui aurait eu lieu infailliblement si l'artérite n'avait pas été chronique, et n'avait pas permis au sang, par cela même, de se frayer les routes que Mascagni, dans ses belles planches, a démontré exister pour la circulation capillaire, au moyen des innombrables anastomoses en anneau.

Ne peut-on pas considérer encore comme un fait évident d'artérite aiguë, l'observation suivante que j'ai trouvée consignée dans le trente-cinquième volume du

Journal universel des sciences médicales, page 119. Je la transcris aussi textuellement.

HUITIÈME OBSERVATION.

Sur un sphacèle de la cuisse et de la jambe, sans cause apparente, par le docteur J.-E. Andriat, médecin à Fontaine-Française (Côte-d'or.)

La jeune Drupel, âgée de 12 ans, née de parents sains, d'une constitution délicate, vive, pétulante, n'ayant aucun engorgement glandulaire, aucun signe annonçant le scorbut, et peu sujette aux maladies de son âge, éprouve le 20 août 1822, des lassitudes spontanées, avec malaise général et perte d'appétit. Le jour suivant céphalalgie sus-orbitaire, sensibilité à l'épigastre, enduit muqueux de la langue peu humectée, soif vive, fièvre continue modérée, insomnie pendant la nuit, mais point de délire.

Le deuxième jour de la maladie, respiration facile, ventre libre et souple, mêmes symptômes; intégrité des facultés intellectuelles; pédiluves, boissons agréables.

Le cinquième jour, 12 grains d'ipécacuanha font rendre beaucoup de matières saburales avec un lombric; le même jour absence de la céphalalgie, retour de l'appétit, sommeil pendant la nuit; les sixième, septième et neuvième jours, continuation du mieux, la malade semble toucher à une convalescence parfaite; mais pendant la nuit du neuvième au dixième jour, elle éprouve sans cause connue, une douleur très-vive qui s'étend depuis le tiers inférieur de la cuisse droite, jusqu'à l'extrémité des orteils, avec le sentiment d'un froid glacial et impuissance de tout mouvement général ou partiel du membre.

Le dixième jour à midi, la jambe est froide, sans tuméfaction ni changement de couleur à la peau ; le pied piqué fortement avec la pointe d'une épingle, ne transmet aucune sensation à la malade, qui croit cependant éprouver encore quelques oscillations douloureuses le long de la jambe; les cordiaux, les toniques à l'intérieur, les antiseptiques, les spiritueux, les sachets de sable chaud ont été vainement employés. Deux jours après l'invasion de la douleur, le tiers inférieur de la cuisse, toute la jambe étaient sphacelés d'une couleur noire et livide, cependant la santé générale n'était pas gravement dérangée; il y avait peu de fièvre, la malade reposait pendant la nuit, ce n'est qu'à l'époque où la réaction des forces vitales tendant à réparer la partie saine de la partie gangrénée se manifesta, que la fièvre reparut. L'odeur infecte que répandit la suppuration gangréneuse, la résorption de l'ichor, firent naître bientôt des symptômes de prostration; alors toute la partie inférieure des muscles de la cuisse tombait en lambeaux, la jambe étant sèche conservait son intégrité. Je pensai qu'il serait dangereux pour la malade et pour sa famille de rester plus longtemps exposées à l'influence délétère de cette horrible putréfaction, et sans attendre que la nature séparât elle-même en entier la jambe de la cuisse je pratiquai la résection de la jambe. *L'artère fémorale était détruite, la vie avait depuis longtemps abandonné la partie, il n'y eut ni effusion de sang, ni douleur.*

Depuis cette opération, la malade soumise à un régime approprié est allée de mieux en mieux; les chairs sont belles, il n'y eut point de fièvre, et la portion du fémur qui est restée dénudée après la chute des derniers lambeaux gangréneux, vacille, et semble devoir se séparer du corps de l'os au niveau de la peau; ce qui me fait espérer que cette maladie extraordinaire pourra se guérir sans avoir recours à l'amputation.

Maintenant quelle est la cause de cette gangrène spontanée de tout un membre chez un enfant de 12 ans, après une fièvre gastro-muqueuse légère qui n'a duré que cinq jours? Les solidistes et les humoristes peuvent disserter longuement et produire des raisonnements contradictoires pour expliquer ce phénomène. Quand les premiers auront bien établi le jeu de l'humeur septique, quand les seconds auront expliqué la formation de la gangrène par le vice des solides, ou de l'influence nerveuse par la cessation des forces vitales, on sera toujours en droit de leur demander quelle est la cause de ce vice, de cette influence, de cette cessation.

Je sais qu'on observe quelquefois chez les vieillards, surtout en Pologne, la gangrène spontanée d'un membre, et qu'on attribue cette maladie à l'usage du seigle ergoté; mais je ne suis point satisfait de l'explication que l'on en donne; tout se réduit à dire en somme que le membre gangréné meurt, parce qu'il a cessé de vivre. C'est ne rien dire, sinon que le phénomène existe.

J'ai eu occasion d'observer la gangrène de tout un membre abdominal chez un soldat russe. Cet homme avait été fait prisonnier à Austerlitz, il avait éprouvé toutes les fatigues, toutes les misères imaginables; en se rendant du champ de bataille où il avait été pris, à l'hôpital militaire de Bingen près de Mayence où il fut reçu, il était affecté d'une fièvre adynamique, pendant laquelle il se forma des escharesgangréneuses à l'un des trochanters; il vécut assez longtemps pour que la gangrène gagnât peu à peu et de proche en proche l'articulation coxo-fémorale, et enfin tout le membre abdominal qui finit par se séparer du tronc avant la mort du sujet.

Ici il y a quelques phénomènes antécédents explicatifs ; mais chez la jeune fille dont j'ai parlé il n'y a eu ni exténuation, ni fièvre putride précédente, ni vice local apparent, enfin aucune cause manifeste, la gangrène a été subite et totale. Ce phénomène a certainement une cause ; j'avoue qu'elle m'est inconnue, car je n'admets pas comme cause la destruction des artères et des nerfs, qui n'est elle-même qu'un effet.

L'artère fémorale était détruite, dit M. Andriat, et il n'y eut dans l'amputation ni effusion de sang, ni douleur, n'est-il pas probable qu'il y avait cette oblitération, avec retrait du calibre de l'artère que je signale, et il est probable que ces effets avaient été produits par l'inflammation de la séreuse artérielle, par l'artérite. Enfin, quelle est maintenant la cause de l'artérite elle-même? J'en ai signalé quelques-unes; mais en médecine peut-être n'est-il pas utile de rechercher ainsi la cause de la cause; il est plus fructueux de préciser des faits ou des phénomènes particuliers, lesquels servent à établir des inductions scientifiques et des indications thérapeutiques. L'un est pour le perfectionnement de la médecine, l'autre sert au malade ou pour le soulagement, ou pour la guérison.

L'observation de M. Devay jointe à la constatation de l'artérite dans l'ergotisme gangréneux, donnerait une indication sur l'appréciation des causes agissantes, et celles-ci, d'après cela, seraient toutes celles qui exerçant une influence fâcheuse sur le moral de l'individu ou sur les conditions matérielles de sa nutrition, empêchent l'élaboration hématosique convenable du sang. Celui-ci vicié dans ses qualités deviendrait alors une cause d'inflammation pour la membrane séreuse de l'artère dans laquelle il coule; c'est ce qui semblerait résulter des deux premières observations que j'ai citées. Il est vrai de dire qu'on n'en serait pas plus avancé pour déterminer pourquoi dans ces cas la gangrène se manifeste dans tel point plutôt que dans un autre.

Quoi qu'il en soit, les faits importants qui me paraissent résulter de ce que j'ai avancé, c'est que : 1° il existe une gangrène spontanée par artérite, et que cette variété existe le plus souvent chez les individus dont les conditions hygiéniques ont été viciées; cette considération est importante pour le diagnostic différentiel, puisque dans les deux cas le traitement est opposé; 2° qu'une autre variété de gangrène spontanée a lieu chez les vieillards, et que cette dernière dépend plutôt de l'ossification des artérioles capillaires et de leur obstruction, par suite d'une jetée goutteuse; c'est la gangrène des gens riches de Jean Roi.

Ces deux variétés de gangrène sèche dites spontanées, quoique produisant des effets analogues, la destruction des parties, diffèrent essentiellement par leurs causes, et par suite doivent différer de traitement. Leur terminaison est différente encore, car presque toujours la seconde est mortelle, tandis que dans les cas d'inflammation de l'artère, on peut quelquefois voir la circulation se rétablir, la gangrène se limiter, et le malade guérir, s'il peut résister aux symptômes généraux.

En adoptant cette division de la gangrène spontanée,

on peut concilier les oppositions de traitement que les auteurs conseillent dans ce cas. Les uns prescrivent les toniques et la cautérisation, les autres les antiphlogistiques. C'est probablement faute de s'entendre et de ne pas avoir spécifié la nature diverse et opposée de ces deux gangrènes spontanées, les confondant ensemble sous la même dénomination.

Si par exemple on peut établir consciencieusement, par les antécédents, et par quelques-uns des symptômes que j'ai exposés, la présence de l'artérite, je conseillerais d'abandonner les excitants et la cautérisation, et de traiter le membre et le malade comme si on avait affaire à un cas de ligature de l'artère principale ; ainsi la première indication serait de maintenir la température du membre. On sait comment on peut y parvenir avec la chaleur sèche ; dans ces cas les appareils à air chaud pourraient être employés, et remplacer avec avantage les sachets de sable ou les compresses imbibées de liquides échauffés.

Mais tout en soutenant les forces du malade par un régime analeptique, il faudrait avant tout combattre l'inflammation supposée de l'artère, au moyen d'applications de sangsues ou de ventouses scarifiées.

Quant à la saignée générale, M. Roche dit que Dupuytren s'en est bien trouvé une fois; mais j'avoue que c'est un moyen auquel je répugnerais.

Dans les deux cas, s'il y a prostration avec symptômes gastriques, la limonade vineuse est la meilleure boisson, et quelques cordiaux spiritueux, suivant la méthode des Anglais, peuvent être employés avec avantage.

Dans les gangrènes séniles par ossification, pour activer la séparation des orteils affectés, je proposerai de les entourer d'un bourdonnet de charpie trempé dans la dissolution alcoolique de potasse.

Il faut du reste noter que les malades dans les cas de cette nature, sont d'abord peu affectés ; ils ne succombent que lorsque les phénomènes généraux se déclarent, lesquels sont probablement la suite de l'altération consécutive du sang. Ce serait le contraire dans les gangrènes par artérite, car si les malades ont résisté aux causes désastreuses qui les ont amenées, et si elles ne sont pas trop aiguës, ils peuvent, quoique rarement, revenir à la santé après la perte de la partie affectée.

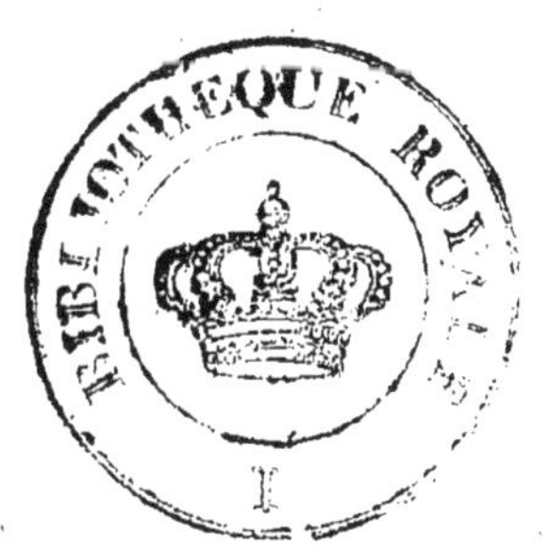

www.ingramcontent.com/pod-product-compliance
Ingram Content Group UK Ltd.
Pitfield, Milton Keynes, MK11 3LW, UK
UKHW021206230726
13926UKWH00001B/335

9 782016 159064